***

50 RECETTES SANS VIANDE FACILES ET RAPIDES

***

Adopter un régime sans viande présente plusieurs avantages potentiels pour la santé, l'environnement et le bien-être animal. Voici quelques-uns des avantages les plus souvent cités :

- **Santé cardiovasculaire** : Une alimentation sans viande peut contribuer à réduire le risque de maladies cardiaques en diminuant le taux de "mauvais" cholestérol et en régulant la pression artérielle.

- **Risque de cancer réduit** : Certains régimes sans viande peuvent réduire les risques de certains types de cancer, notamment le cancer colorectal.

- **Gestion du poids** : Les régimes végétariens sont souvent riches en fibres et peuvent favoriser une bonne gestion du poids.

- **Santé intestinale** : Une alimentation riche en fruits, légumes et fibres peut améliorer la santé intestinale et limiter l'irritation du côlon.

- **Impact environnemental** : La production de viande a un impact significatif sur l'environnement, notamment en termes d'émissions de gaz à effet de serre, de consommation d'eau et de déforestation. Réduire la consommation de viande peut donc contribuer à atténuer ces impacts.

- **Bien-être animal** : Choisir de ne pas manger de viande peut être une décision éthique visant à réduire la souffrance animale et à s'opposer à l'élevage intensif.

Il est important de noter que pour maintenir une alimentation équilibrée sans viande, il faut veiller à obtenir suffisamment de protéines, de vitamines et de minéraux, notamment la vitamine B12, le fer et le calcium, qui sont souvent associés à la consommation de produits animaux.

SOMMAIRE

- Galettes de quinoa et légumes
- Chili sin carne
- Pâtes à l'avocat et aux tomates séchées
- Gratin de courgettes au fromage
- Poêlée de tofu et légumes asiatiques
- Salade de betteraves et oranges
- Aubergines farcies au boulgour et aux noix
- Soupe froide de concombre et d'aneth
- Salade de lentilles à la méditerranéenne
- Pizza végétarienne maison
- Soupe de potiron épicée
- Tarte aux poireaux et au fromage bleu
- Curry de légumes d'hiver
- Chili végétarien
- Lasagnes végétariennes aux épinards
- Couscous végétarien
- Moussaka végétarienne
- Curry de légumes au lait de coco
- Burger végétarien aux pois chiches
- Burger végétarien au steak de chou-fleur
- Burger végétarien aux galettes de légumes secs

- ➢ **DESSERTS**
    - Crumble aux pommes et cannelle
    - Mousse au chocolat végétalienne
    - Mousse au chocolat légère
    - Gâteau végétalien au yaourt au soja et aux pommes
    - Cheesecake végétalien aux spéculoos et à la sauce caramel
    - Clafoutis végan aux fruits rouges
    - Tarte aux fraises à la crème pâtissière végétalienne
    - Brownie végan au chocolat et noix
    - Tartelettes mousse au chocolat et caramel
    - Compote rhubarbe, fraises et balsamique blanc
    - Biscuits au chocolat végétaliens
    - Tiramisu végétalien à la noix de coco

* * *

LES
ENTREES

* * *

1. Bruschettas aux tomates et basilic

Ingrédients :

- Tranches de pain de campagne
- Tomates cerises
- Basilic frais
- Gousse d'ail
- Huile d'olive extra-vierge
- Sel et poivre

Instructions :

- Faites griller les tranches de pain.
- Frottez-les avec une gousse d'ail coupée en deux.
- Coupez les tomates cerises en deux, hachez le basilic et mélangez avec un peu d'huile d'olive, du sel et du poivre.
- Disposez le mélange sur les tranches de pain grillé.

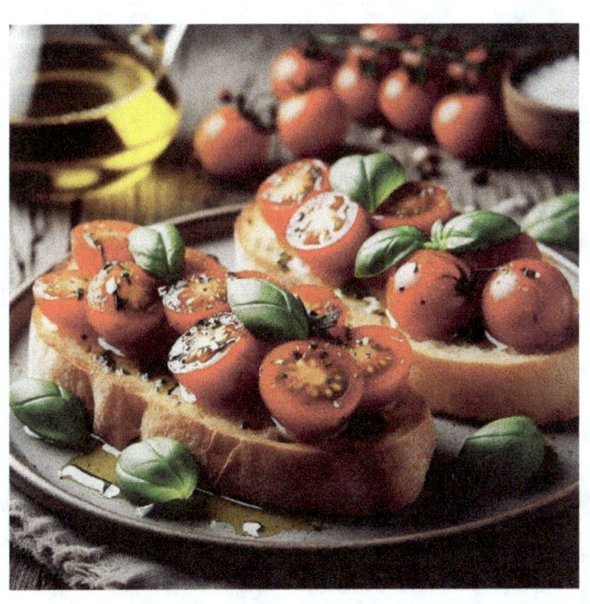

2. Caviar d'aubergines

Ingrédients :

- Aubergines
- Gousse d'ail
- Jus de citron
- Huile d'olive
- Sel et poivre

Instructions :

- Faites cuire les aubergines au four jusqu'à ce que la peau soit noircie et la chair tendre.
- Évidez les aubergines et mixez la chair avec de l'ail, du jus de citron, de l'huile d'olive, du sel et du poivre.

3. Salade de chèvre chaud

Ingrédients :

- Fromage de chèvre en bûche
- Salade verte mélangée
- Noix
- Vinaigrette (huile d'olive, vinaigre balsamique, moutarde, sel et poivre)

Instructions :

- Disposez des tranches de fromage de chèvre sur du pain et faites-les griller au four.
- Mélangez la salade avec la vinaigrette et les noix.
- Placez le fromage chaud sur la salade juste avant de servir.

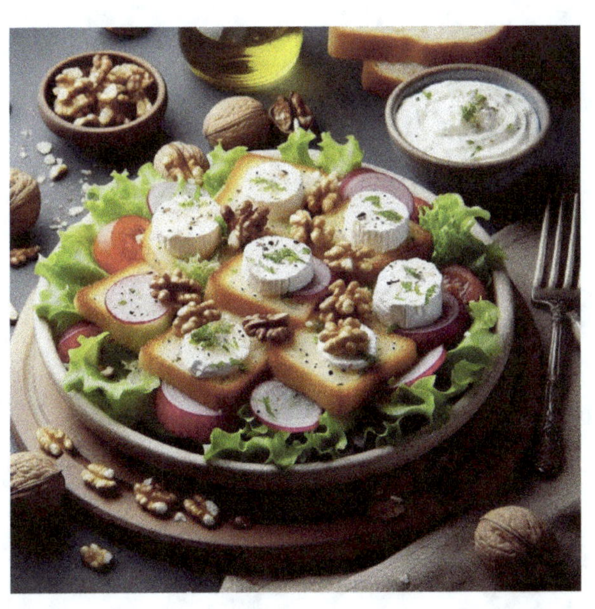

4. Velouté de potimarron

Ingrédients :

- Potimarron
- Oignon
- Bouillon de légumes
- Crème fraîche (facultatif)
- Sel et poivre

Instructions :

- Faites revenir un oignon émincé dans un peu d'huile.
- Ajoutez le potimarron coupé en cubes et le bouillon de légumes.
- Laissez mijoter jusqu'à ce que le potimarron soit tendre.
- Mixez jusqu'à obtenir un velouté lisse. Ajoutez de la crème fraîche si désiré.

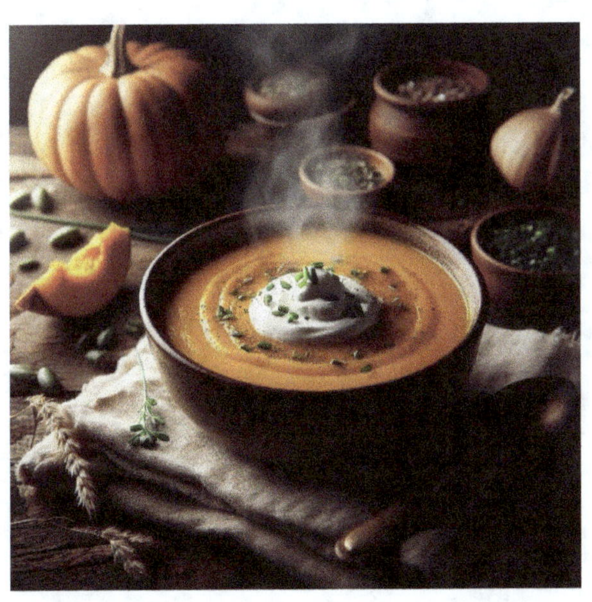

5. Carpaccio de betteraves à l'orange et aux noisettes

Ingrédients :

* Betteraves cuites
* 1 orange
* Noisettes grillées
* Huile d'olive extra-vierge
* Vinaigre balsamique
* Sel et poivre

Instructions :

* Tranchez finement les betteraves et disposez-les sur un plat.
* Pelez à vif l'orange et coupez-la en rondelles ou en segments.
* Disposez les rondelles d'orange sur les betteraves.
* Concassez légèrement les noisettes grillées et parsemez-les sur le carpaccio.
* Assaisonnez avec un filet d'huile d'olive, un peu de vinaigre balsamique, du sel et du poivre.

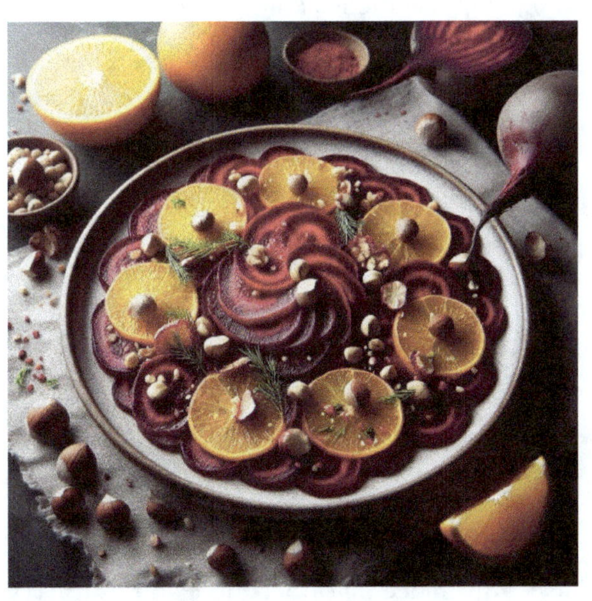

6. Houmous maison et légumes croquants

Ingrédients :

- 400g de pois chiches cuits
- 2 cuillères à soupe de tahini (pâte de sésame)
- Jus de 1 citron
- 2 gousses d'ail
- Paprika
- Huile d'olive
- Sel

Instructions :

- Mixez les pois chiches avec le tahini, le jus de citron, l'ail, une pincée de paprika et du sel jusqu'à obtenir une pâte lisse.
- Versez le houmous dans un bol et arrosez d'un filet d'huile d'olive.
- Servez avec des bâtonnets de légumes frais comme des carottes, concombres ou céleri.

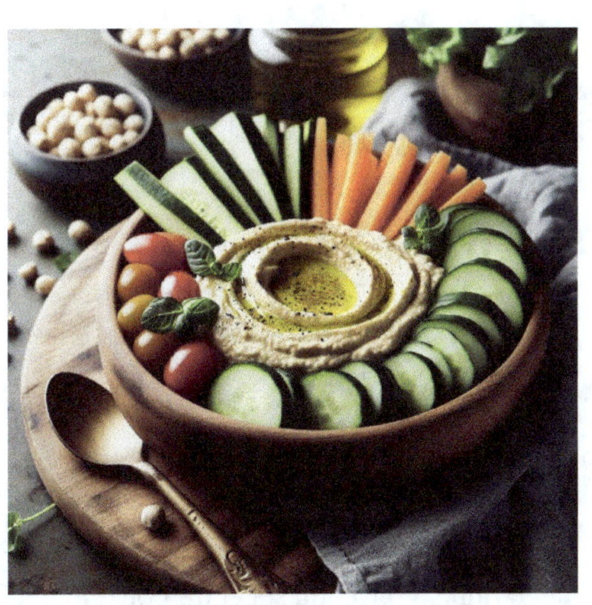

7. Tartare d'avocat et mangue

Ingrédients :

- 2 avocats mûrs
- 1 mangue
- 1 échalote
- Jus de 1 citron vert
- Coriandre fraîche
- Huile d'olive
- Sel et poivre

Instructions :

- Coupez les avocats et la mangue en petits dés.
- Hachez finement l'échalote et la coriandre.
- Mélangez délicatement l'avocat, la mangue, l'échalote et la coriandre.
- Assaisonnez avec le jus de citron vert, un filet d'huile d'olive, du sel et du poivre.
- Servez frais, idéalement dans des cercles de dressage pour une présentation élégante.

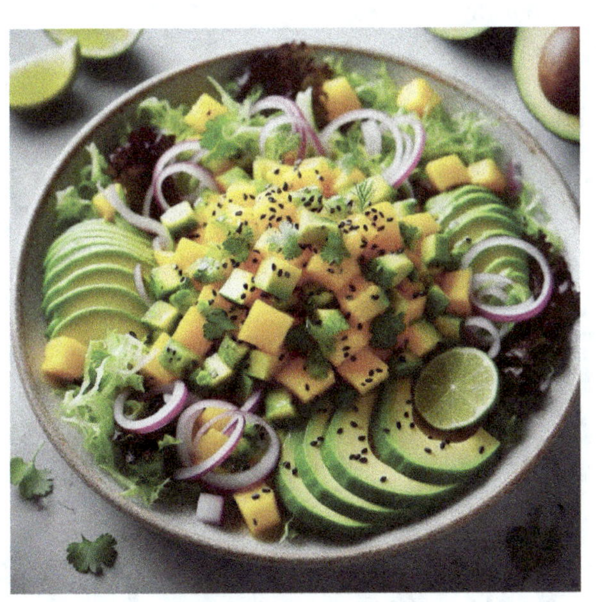

8. Soupe froide de betterave et pomme

Ingrédients :

* 2 betteraves cuites
* 1 pomme verte
* 1 yaourt nature
* Jus de 1/2 citron
* 1 cuillère à café de moutarde
* Sel et poivre

Instructions :

* Coupez les betteraves et la pomme en morceaux.
* Mixez les betteraves, la pomme, le yaourt et le jus de citron jusqu'à obtenir une texture lisse.
* Ajoutez la moutarde, salez et poivrez selon votre goût.
* Servez la soupe bien fraîche, décorée de quelques feuilles de menthe.

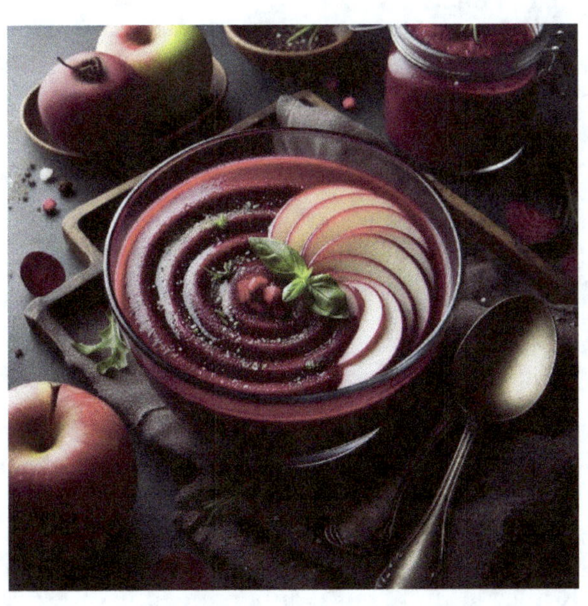

9. Roulés d'aubergine au fromage de chèvre et pesto

Ingrédients :

- 2 aubergines
- 200g de fromage de chèvre frais
- Pesto
- Huile d'olive
- Sel et poivre

Instructions :

- Coupez les aubergines en longues tranches fines et faites-les griller avec un peu d'huile d'olive.
- Tartinez chaque tranche d'aubergine de pesto et ajoutez une cuillère de fromage de chèvre.
- Roulez les tranches d'aubergine et fixez-les avec un cure-dent.
- Servez les roulés tièdes ou froids, selon votre préférence.

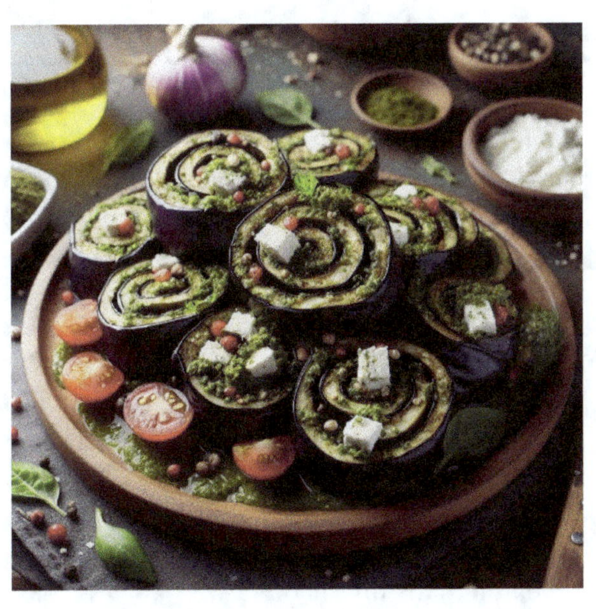

10. Salade de lentilles beluga, avocat et orange

Ingrédients :

- 200g de lentilles beluga
- 1 avocat
- 1 orange
- 1 échalote
- Vinaigrette (huile d'olive, vinaigre de cidre, sel et poivre)

Instructions :

- Cuisez les lentilles beluga selon les instructions du paquet et laissez-les refroidir.
- Coupez l'avocat en dés et l'orange en segments.
- Émincez finement l'échalote.
- Mélangez les lentilles, l'avocat, l'orange et l'échalote dans un saladier.
- Assaisonnez avec la vinaigrette juste avant de servir.

***

LES PLATS

***

1. Curry de pois chiches à la noix de coco

Ingrédients :

- 400g de pois chiches cuits
- 1 oignon haché
- 2 gousses d'ail émincées
- 1 cuillère à soupe de pâte de curry
- 400 ml de lait de coco
- 400g de tomates concassées
- 1 cuillère à café de curcuma
- 1 cuillère à café de cumin
- Coriandre fraîche
- Huile d'olive
- Sel et poivre

Instructions :

- Faites revenir l'oignon et l'ail dans l'huile d'olive jusqu'à ce qu'ils soient translucides.
- Ajoutez la pâte de curry, le curcuma et le cumin, et faites cuire pendant une minute.

- Ajoutez les pois chiches, le lait de coco et les tomates concassées. Laissez mijoter pendant 20 minutes.
- Assaisonnez avec du sel et du poivre et garnissez de coriandre fraîche avant de servir.

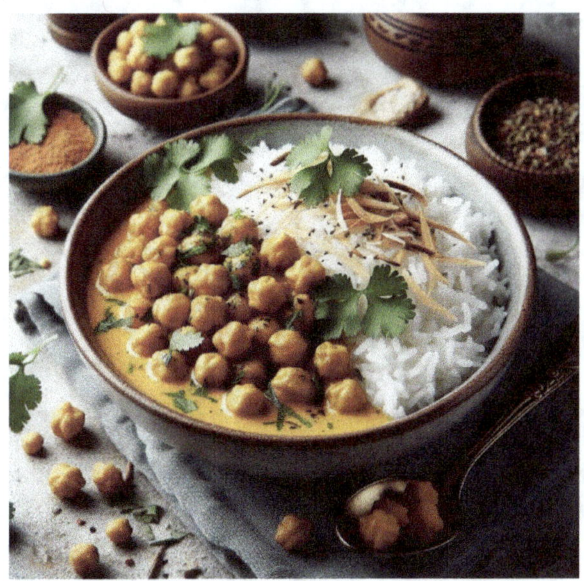

2. Risotto aux champignons

Ingrédients :

- 300g de riz arborio
- 1 litre de bouillon de légumes
- 200g de champignons tranchés
- 1 oignon haché
- 2 gousses d'ail émincées
- 100ml de vin blanc
- Parmesan râpé
- Beurre
- Huile d'olive
- Sel et poivre

Instructions :

- Dans une casserole, faites revenir l'oignon et l'ail dans l'huile d'olive.
- Ajoutez le riz et remuez jusqu'à ce qu'il soit nacré.
- Versez le vin blanc et laissez réduire.
- Ajoutez le bouillon petit à petit en remuant constamment, jusqu'à ce que le riz soit cuit.

- Ajoutez les champignons et le beurre, et remuez jusqu'à ce que le risotto soit crémeux.
- Servez avec du parmesan râpé sur le dessus

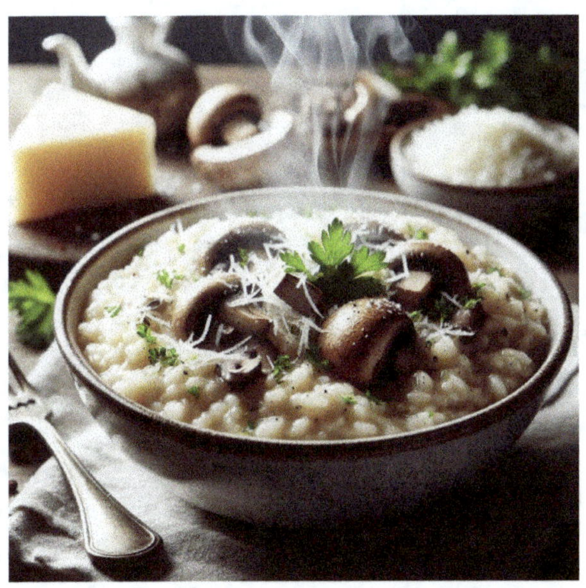

3. Lasagnes aux épinards et à la ricotta

Ingrédients :

- Feuilles de lasagne
- 500g d'épinards frais
- 250g de ricotta
- 1 oignon haché
- 2 gousses d'ail émincées
- 500ml de sauce tomate
- Mozzarella râpée
- Parmesan râpé
- Huile d'olive
- Sel et poivre

Instructions :

- Préchauffez le four à 180°C.
- Faites revenir l'oignon et l'ail dans l'huile d'olive. Ajoutez les épinards et faites-les cuire jusqu'à ce qu'ils réduisent.
- Mélangez les épinards avec la ricotta, salez et poivrez.

- Dans un plat à gratin, alternez les couches de feuilles de lasagne, de mélange épinards-ricotta, et de sauce tomate.
- Terminez par une couche de sauce tomate et saupoudrez de mozzarella et de parmesan.
- Faites cuire au four pendant 30 minutes, jusqu'à ce que le dessus soit doré et bouillonnant.

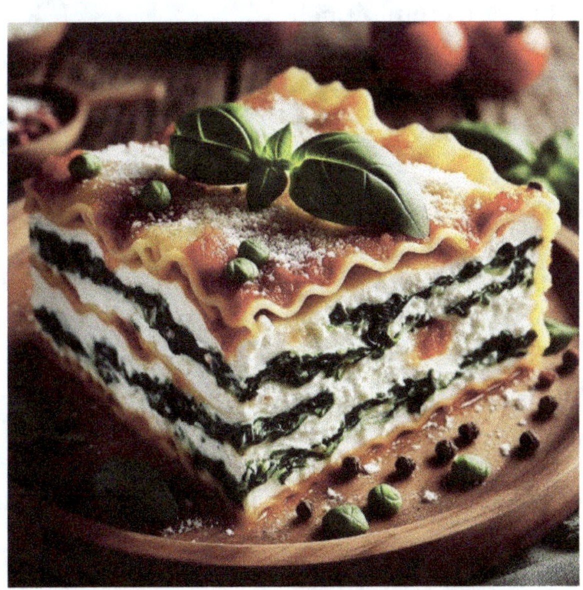

4. Quiche aux asperges et fromage de chèvre

Ingrédients :

- 1 pâte brisée
- 300g d'asperges vertes
- 200g de fromage de chèvre
- 3 œufs
- 200ml de crème fraîche
- Sel et poivre

Instructions :

- Préchauffez le four à 180°C.
- Étalez la pâte dans un moule à tarte et piquez le fond avec une fourchette.
- Coupez les asperges en tronçons et faites-les blanchir 2 minutes dans de l'eau bouillante salée.
- Battez les œufs avec la crème fraîche, salez et poivrez.
- Disposez les asperges et des morceaux de fromage de chèvre sur la pâte.

- Versez le mélange d'œufs et de crème sur les asperges.
- Faites cuire au four pendant 30 minutes jusqu'à ce que la quiche soit dorée.

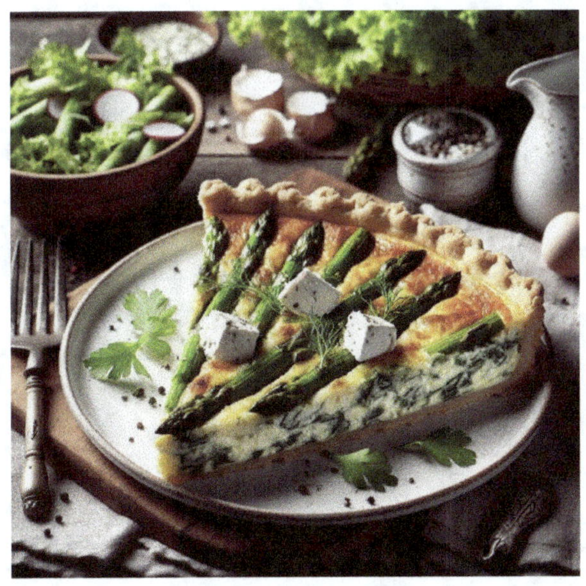

5. Salade de quinoa aux légumes grillés

Ingrédients :

- 200g de quinoa
- 1 courgette
- 1 poivron rouge
- 1 aubergine
- 100g de feta
- Jus de citron
- Huile d'olive
- Herbes de Provence
- Sel et poivre

Instructions :

- Rincez le quinoa et faites-le cuire selon les instructions du paquet.
- Coupez les légumes en tranches et badigeonnez-les d'huile d'olive et d'herbes de Provence.
- Faites griller les légumes au four ou sur un grill.
- Mélangez le quinoa cuit avec les légumes grillés et la feta émiettée.

- Assaisonnez avec du jus de citron, de l'huile d'olive, du sel et du poivre.

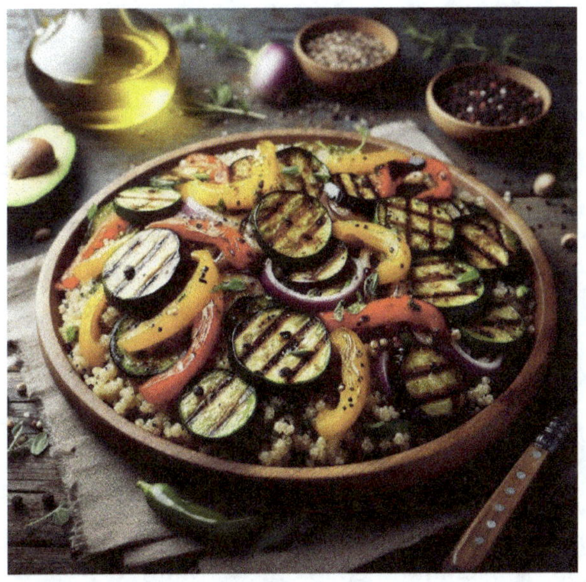

6. Soupe de lentilles corail au lait de coco

Ingrédients :

- 200g de lentilles corail
- 1 oignon haché
- 2 gousses d'ail émincées
- 1 cuillère à café de curry en poudre
- 400ml de lait de coco
- 800ml de bouillon de légumes
- Huile d'olive
- Sel et poivre

Instructions :

- Faites revenir l'oignon et l'ail dans l'huile d'olive.
- Ajoutez les lentilles corail et le curry, et faites cuire pendant 1 minute.
- Versez le lait de coco et le bouillon de légumes.
- Laissez mijoter pendant 20 minutes jusqu'à ce que les lentilles soient tendres.
- Mixez la soupe pour obtenir une consistance lisse.

- Assaisonnez avec du sel et du poivre avant de servir.

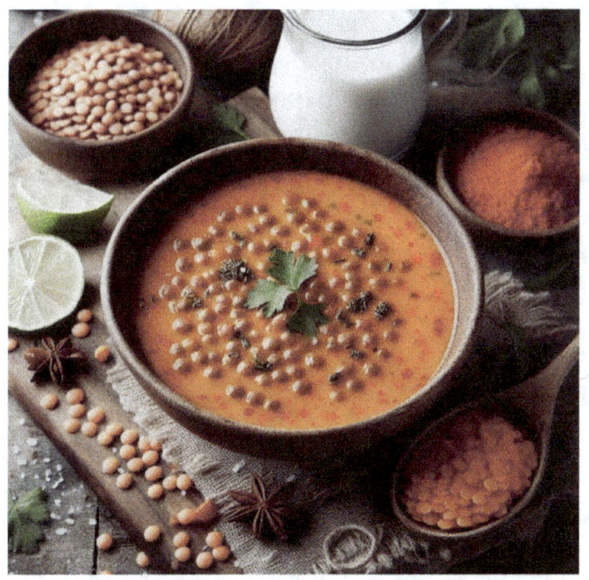

7. Burger de haricots noirs

Ingrédients :

- 400g de haricots noirs cuits
- 1 oignon haché
- 2 gousses d'ail émincées
- 1 cuillère à café de paprika fumé
- 1 cuillère à café de cumin
- 100g de chapelure
- Huile d'olive
- Sel et poivre

Instructions :

- Écrasez les haricots noirs dans un bol jusqu'à obtenir une pâte grossière.
- Ajoutez l'oignon, l'ail, le paprika, le cumin, la chapelure, salez et poivrez.
- Formez des galettes avec le mélange et faites-les cuire dans une poêle avec un peu d'huile d'olive jusqu'à ce qu'elles soient bien dorées de chaque côté.

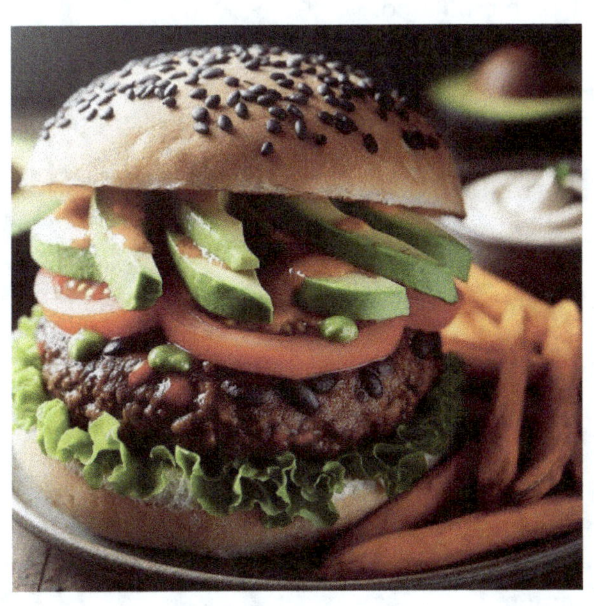

8. Tarte tatin aux tomates cerises

Ingrédients :

- 1 pâte feuilletée
- 500g de tomates cerises
- 2 cuillères à soupe de sucre
- 2 cuillères à soupe de vinaigre balsamique
- Huile d'olive
- Thym frais
- Sel et poivre

Instructions :

- Préchauffez le four à 190°C.
- Dans une poêle allant au four, faites caraméliser le sucre et le vinaigre balsamique.
- Ajoutez les tomates cerises, un peu de thym, salez et poivrez, et faites cuire quelques minutes.
- Couvrez les tomates avec la pâte feuilletée, en rentrant les bords à l'intérieur.
- Faites cuire au four pendant 25 minutes jusqu'à ce que la pâte soit dorée.

- Laissez tiédir avant de retourner la tarte sur un plat.

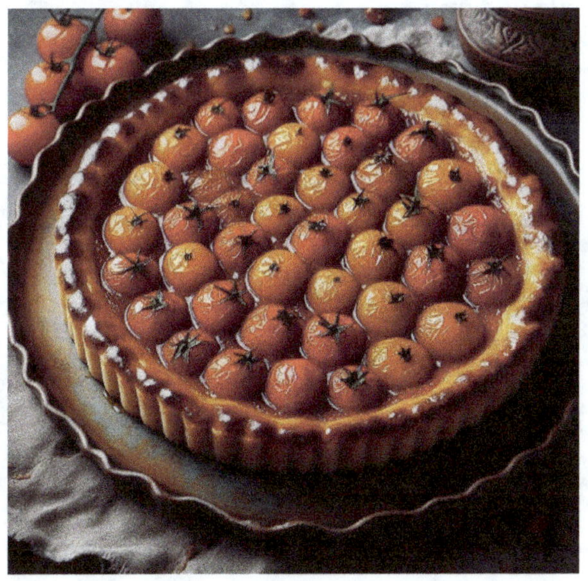

9. Soufflé au fromage

Ingrédients :

- 50g de beurre
- 50g de farine
- 300ml de lait
- 100g de fromage râpé (comme du gruyère ou de l'emmental)
- 4 œufs
- Noix de muscade
- Sel et poivre

Instructions :

- Préchauffez le four à 200°C.
- Faites fondre le beurre dans une casserole, ajoutez la farine et faites cuire pendant 1 minute.
- Versez le lait progressivement en remuant pour éviter les grumeaux.
- Ajoutez le fromage râpé, une pincée de noix de muscade, salez et poivrez.
- Séparez les blancs des jaunes d'œufs.

- Incorporez délicatement les blancs en neige à la préparation.
- Versez dans des ramequins beurrés et faites cuire au four pendant 20 minutes jusqu'à ce que les soufflés soient gonflés et dorés.

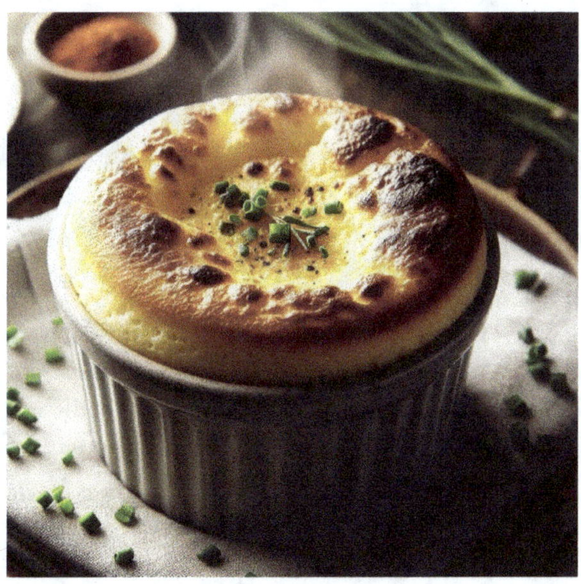

10. Galettes de quinoa et légumes

Ingrédients :

- 200g de quinoa
- 1 carotte râpée
- 1 courgette râpée
- 1 petit oignon haché
- 2 œufs
- 50g de farine
- Huile d'olive
- Sel et poivre

Instructions :

- Cuisez le quinoa selon les instructions du paquet et laissez-le refroidir.
- Mélangez le quinoa avec les légumes râpés, l'oignon, les œufs, la farine, salez et poivrez.
- Formez des galettes avec le mélange et faites-les cuire dans une poêle avec un peu d'huile d'olive jusqu'à ce qu'elles soient dorées de chaque côté.

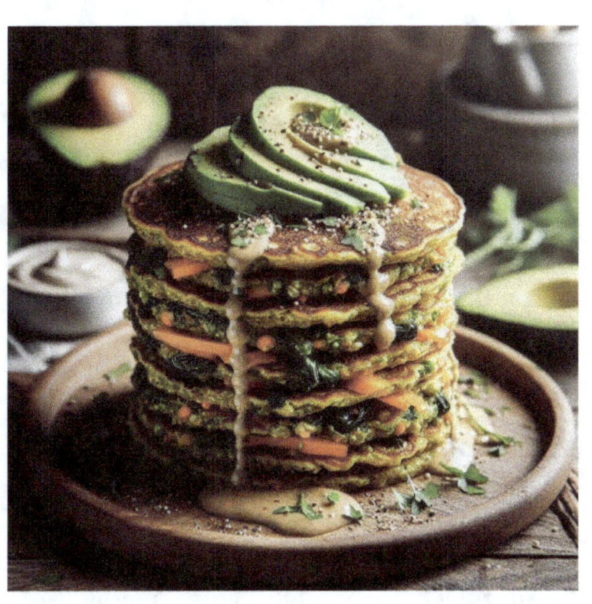

11. Chili sin carne

Ingrédients :

- 400g de haricots rouges cuits
- 1 oignon haché
- 2 gousses d'ail émincées
- 1 poivron rouge coupé en dés
- 400g de tomates concassées
- 1 cuillère à café de cumin
- 1 cuillère à café de paprika
- Coriandre fraîche
- Huile d'olive
- Sel et poivre

Instructions :

- Faites revenir l'oignon, l'ail et le poivron dans l'huile d'olive.
- Ajoutez les épices et faites cuire pendant une minute.
- Incorporez les haricots et les tomates, et laissez mijoter pendant 20 minutes.

- Assaisonnez avec du sel et du poivre et garnissez de coriandre fraîche avant de servir.

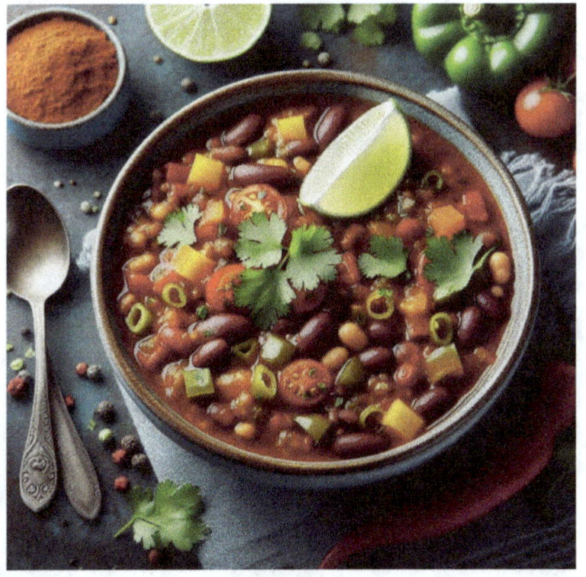

12. Pâtes à l'avocat et aux tomates séchées

Ingrédients :

- 300g de pâtes de votre choix
- 2 avocats mûrs
- 100g de tomates séchées
- Jus de 1 citron
- 2 gousses d'ail émincées
- Huile d'olive
- Sel et poivre

Instructions :

- Cuisez les pâtes selon les instructions du paquet.
- Pendant ce temps, mixez la chair des avocats avec le jus de citron, l'ail, un filet d'huile d'olive, salez et poivrez pour créer une sauce onctueuse.
- Égouttez les pâtes et mélangez-les avec la sauce à l'avocat et les tomates séchées coupées en petits morceaux.

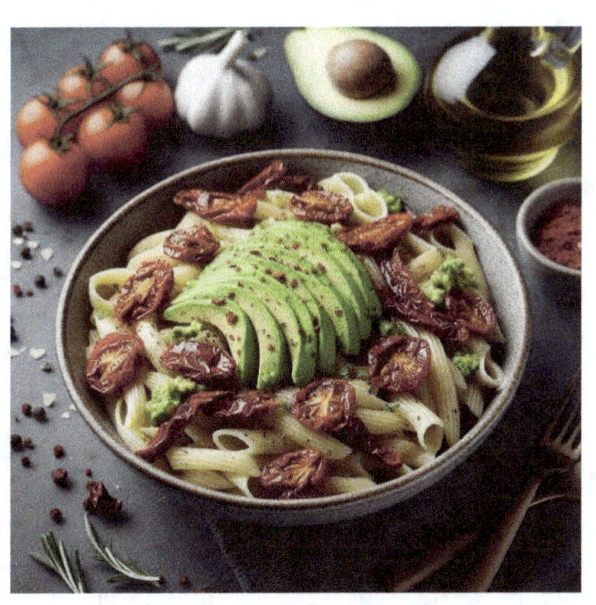

13. Gratin de courgettes au fromage

Ingrédients :

- 4 courgettes moyennes
- 200g de fromage râpé (comme de l'emmental ou du gruyère)
- 2 œufs
- 200ml de crème fraîche
- 1 gousse d'ail émincée
- Sel et poivre

Instructions :

- Préchauffez le four à 180°C.
- Coupez les courgettes en rondelles et disposez-les dans un plat à gratin.
- Battez les œufs avec la crème fraîche, l'ail, salez et poivrez.
- Versez le mélange sur les courgettes et saupoudrez de fromage râpé.
- Faites cuire au four pendant 30 minutes jusqu'à ce que le gratin soit doré et bouillonnant.

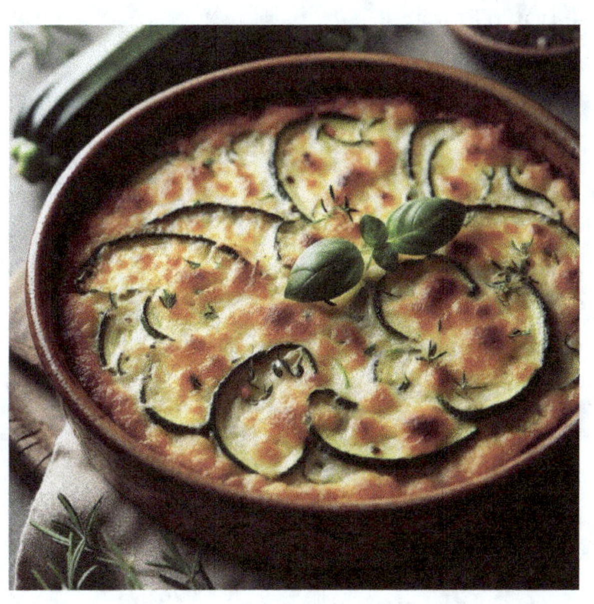

14. Poêlée de tofu et légumes asiatiques

Ingrédients :

- 200g de tofu ferme
- 1 poivron rouge
- 1 carotte
- 200g de brocoli
- 2 cuillères à soupe de sauce soja
- 1 cuillère à soupe d'huile de sésame
- 1 gousse d'ail émincée
- 1 cuillère à café de gingembre frais râpé
- Graines de sésame

Instructions :

- Coupez le tofu en cubes et faites-le dorer dans une poêle avec un peu d'huile.
- Ajoutez les légumes coupés en morceaux et faites-les sauter jusqu'à ce qu'ils soient tendres mais encore croquants.
- Assaisonnez avec la sauce soja, l'huile de sésame, l'ail et le gingembre.
- Servez la poêlée saupoudrée de graines de sésame.

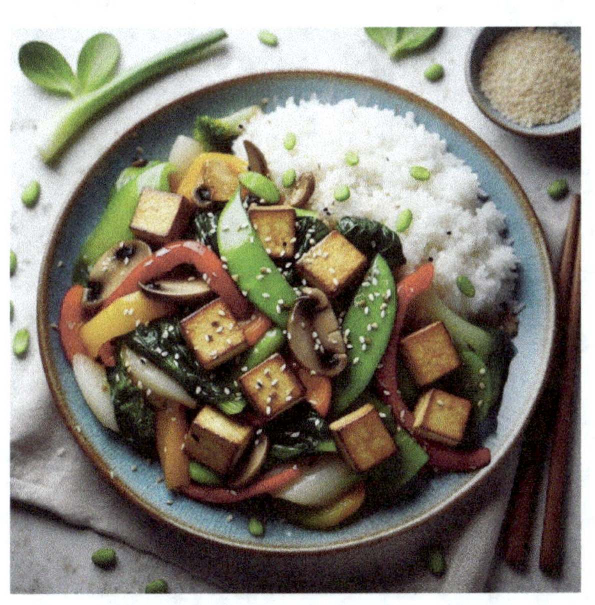

15. Salade de betteraves et oranges

Ingrédients :

- 3 betteraves cuites
- 2 oranges
- 1 petit oignon rouge
- Quelques feuilles de menthe fraîche
- Vinaigre balsamique
- Huile d'olive
- Sel et poivre

Instructions :

- Coupez les betteraves en dés et les oranges en segments.
- Émincez finement l'oignon rouge.
- Mélangez les betteraves, les oranges, et l'oignon dans un saladier.
- Assaisonnez avec la menthe ciselée, un filet de vinaigre balsamique, de l'huile d'olive, du sel et du poivre.

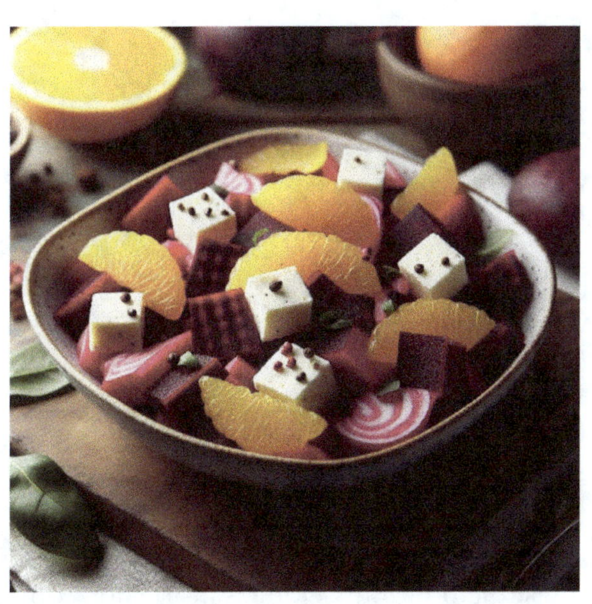

16. Aubergines farcies au boulgour et aux noix

Ingrédients :

- 2 aubergines
- 150g de boulgour
- 50g de noix hachées
- 1 gousse d'ail émincée
- Persil frais
- Jus de 1 citron
- Huile d'olive
- Sel et poivre

Instructions :

- Préchauffez le four à 200°C.
- Coupez les aubergines en deux dans le sens de la longueur et creusez-les légèrement.
- Cuisez le boulgour selon les instructions du paquet.
- Mélangez le boulgour avec les noix, l'ail, le persil haché, le jus de citron, salez et poivrez.

- Farcissez les aubergines avec le mélange et arrosez d'un filet d'huile d'olive.
- Faites cuire au four pendant 25 minutes.

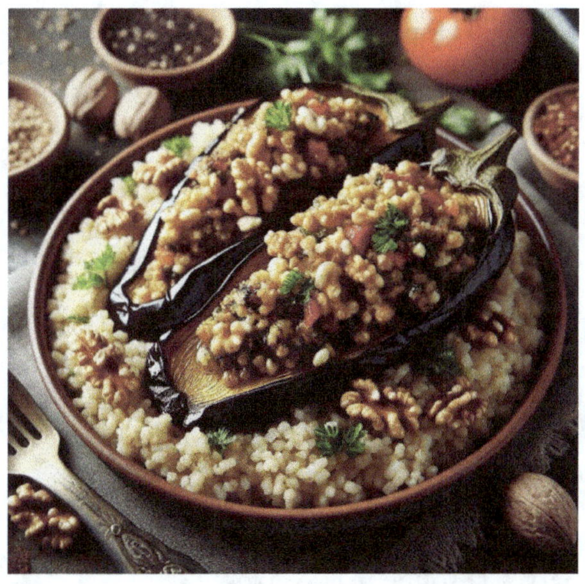

17. Soupe froide de concombre et d'aneth

Ingrédients :

- 2 concombres
- 500ml de yaourt nature
- 1 bouquet d'aneth frais
- 2 gousses d'ail émincées
- Jus de 1/2 citron
- Huile d'olive
- Sel et poivre

Instructions :

- Pelez et coupez les concombres en morceaux.
- Mixez les concombres avec le yaourt, l'aneth, l'ail, et le jus de citron jusqu'à obtenir une soupe lisse.
- Assaisonnez avec du sel et du poivre et réfrigérez pendant au moins 1 heure.
- Servez la soupe froide arrosée d'un filet d'huile d'olive.

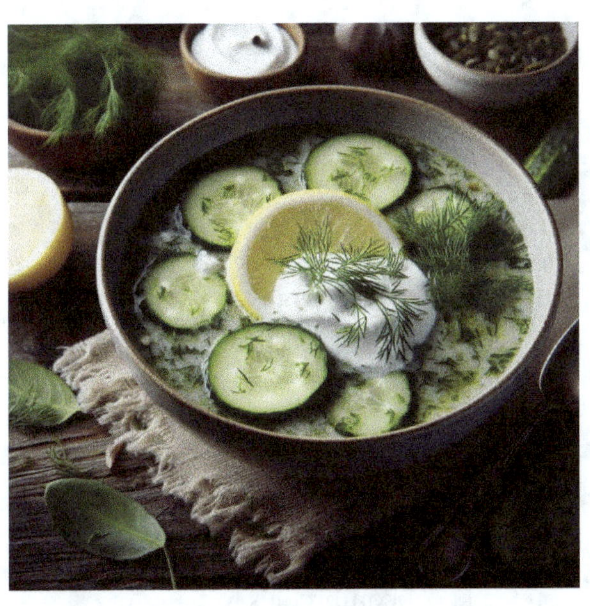

18. Salade de lentilles à la méditerranéenne

Ingrédients :

- 200g de lentilles vertes
- 1 concombre
- 2 tomates
- 1 oignon rouge
- 100g de feta
- Olives noires
- Jus de 1 citron
- Huile d'olive extra-vierge
- Persil frais
- Sel et poivre

Instructions :

- Cuisez les lentilles selon les instructions du paquet et laissez-les refroidir.
- Coupez le concombre, les tomates et l'oignon rouge en dés.
- Dans un saladier, mélangez les lentilles avec les légumes coupés, la feta émiettée et les olives.

- Assaisonnez avec le jus de citron, l'huile d'olive, le persil haché, du sel et du poivre.

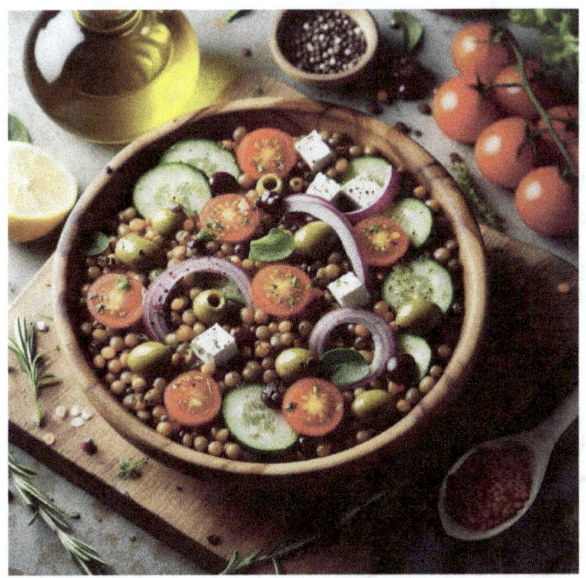

19. Pizza végétarienne maison

Ingrédients :

- Pâte à pizza
- Sauce tomate
- 1 poivron
- 1 oignon
- Champignons
- Olives noires
- Fromage râpé (mozzarella ou autre)
- Basilic frais
- Huile d'olive
- Sel et poivre

Instructions :

- Préchauffez le four à la température indiquée sur l'emballage de la pâte à pizza.
- Étalez la sauce tomate sur la pâte.
- Disposez les poivrons, l'oignon et les champignons tranchés, ainsi que les olives.
- Saupoudrez de fromage râpé et ajoutez quelques feuilles de basilic.

- Arrosez d'un filet d'huile d'olive et assaisonnez avec du sel et du poivre.
- Faites cuire selon les instructions de la pâte à pizza jusqu'à ce que le fromage soit fondu et doré.

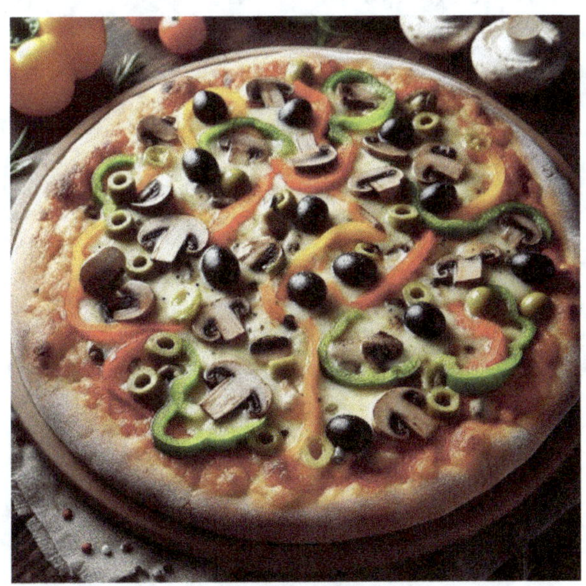

20. Soupe de potiron épicée

Ingrédients :

- 1 kg de potiron
- 1 oignon
- 2 gousses d'ail
- 1 litre de bouillon de légumes
- Crème fraîche (facultatif)
- 1 cuillère à café de curry en poudre
- 1 cuillère à café de cumin
- Huile d'olive
- Sel et poivre

Instructions :

- Pelez et coupez le potiron en cubes.
- Faites revenir l'oignon et l'ail hachés dans l'huile d'olive.
- Ajoutez le potiron et les épices, et faites cuire quelques minutes.
- Versez le bouillon de légumes et laissez mijoter jusqu'à ce que le potiron soit tendre.
- Mixez la soupe pour obtenir une texture lisse.

- Servez chaud, avec un peu de crème fraîche si désiré.

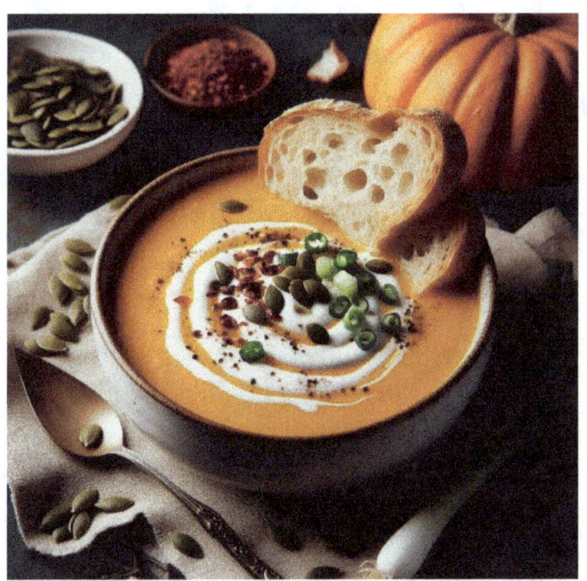

21. Tarte aux poireaux et au fromage bleu

Ingrédients :

- 1 pâte brisée
- 3 poireaux
- 150g de fromage bleu
- 3 œufs
- 200ml de crème fraîche
- Sel et poivre

Instructions :

- Préchauffez le four à 180°C.
- Émincez les poireaux et faites-les revenir dans une poêle avec un peu d'huile jusqu'à ce qu'ils soient tendres.
- Étalez la pâte dans un moule à tarte et disposez les poireaux cuits sur le fond.
- Dans un bol, battez les œufs avec la crème fraîche, émiettez le fromage bleu, salez et poivrez.
- Versez le mélange sur les poireaux et faites cuire au four pendant 30 minutes.

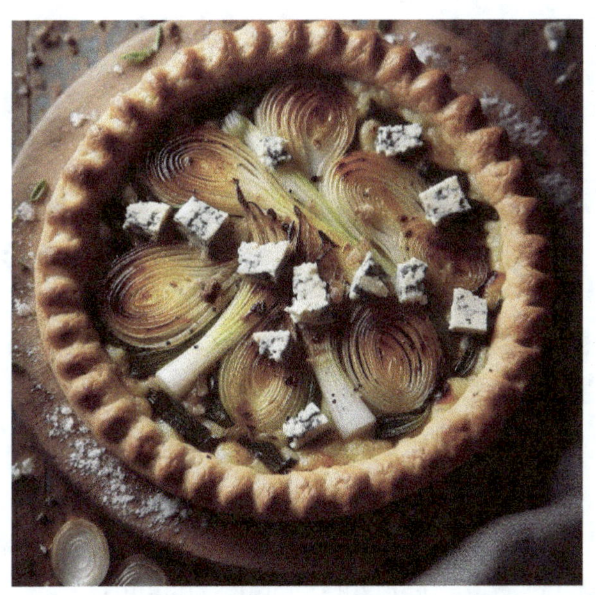

22. Curry de légumes d'hiver

Ingrédients :

- 1 patate douce
- 2 carottes
- 1 panais
- 1 oignon
- 400ml de lait de coco
- 1 cuillère à soupe de pâte de curry
- Huile d'olive
- Sel et poivre

Instructions :

- Pelez et coupez les légumes en cubes.
- Faites revenir l'oignon dans une casserole avec un peu d'huile d'olive.
- Ajoutez les légumes et la pâte de curry, et faites cuire pendant quelques minutes.
- Versez le lait de coco et laissez mijoter jusqu'à ce que les légumes soient tendres.
- Assaisonnez avec du sel et du poivre avant de servir.

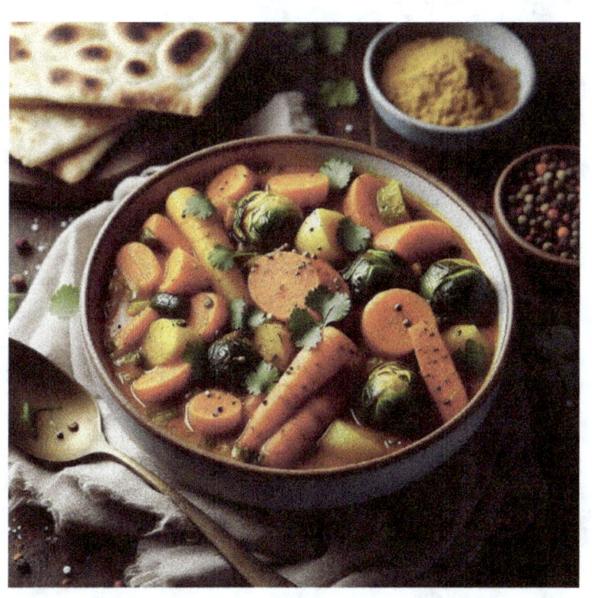

23. Chili végétarien

Ingrédients :

- 400g de haricots rouges cuits
- 1 poivron rouge
- 1 oignon
- 2 gousses d'ail
- 400g de tomates concassées
- 1 cuillère à café de cumin
- 1 cuillère à café de paprika
- Coriandre fraîche
- Huile d'olive
- Sel et poivre

Instructions :

- Faites revenir l'oignon et l'ail hachés dans l'huile d'olive.
- Ajoutez le poivron coupé en dés et faites-le cuire quelques minutes.
- Incorporez les épices, les haricots et les tomates concassées.
- Laissez mijoter pendant 20 minutes.
- Servez chaud, garni de coriandre fraîche.

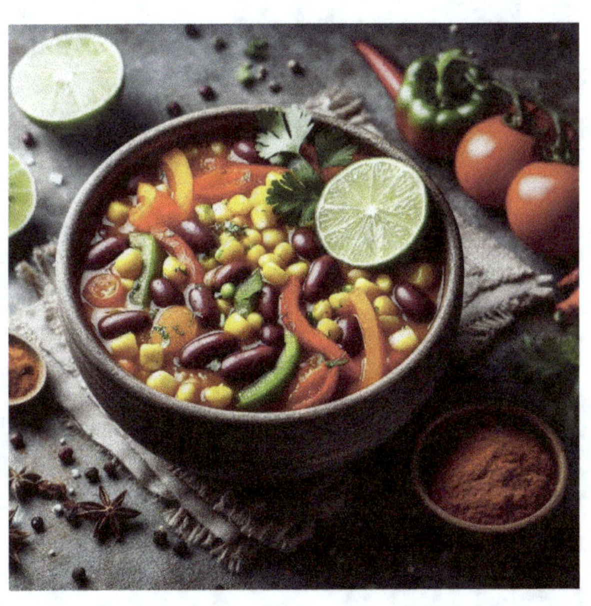

24. Lasagnes végétariennes aux épinards

Ingrédients :

- Feuilles de lasagne
- 300g d'épinards frais
- 250g de ricotta
- Sauce tomate
- Fromage râpé
- Noix de muscade
- Sel et poivre

Instructions :

- Préchauffez le four à 180°C.
- Mélangez les épinards blanchis avec la ricotta, assaisonnez de noix de muscade, de sel et de poivre.
- Dans un plat à gratin, alternez les couches de feuilles de lasagne, de mélange épinards-ricotta et de sauce tomate.
- Terminez par une couche de fromage râpé.
- Enfournez pour 40 minutes jusqu'à ce que le dessus soit doré et croustillant.

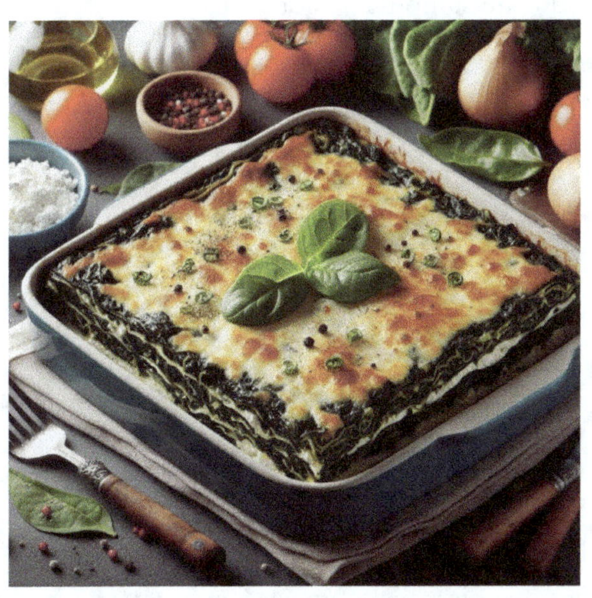

25. Couscous végétarien

Ingrédients :

- 300g de semoule de couscous
- 1 courgette
- 2 carottes
- 1 oignon
- 1 poivron
- 100g de pois chiches cuits
- Raisins secs
- Épices à couscous
- Huile d'olive
- Sel et poivre

Instructions :

- Préparez la semoule de couscous selon les instructions du paquet.
- Coupez les légumes en morceaux et faites-les revenir avec les épices à couscous dans une poêle avec un peu d'huile d'olive.
- Ajoutez les pois chiches et les raisins secs.
- Servez les légumes sur la semoule de couscous.

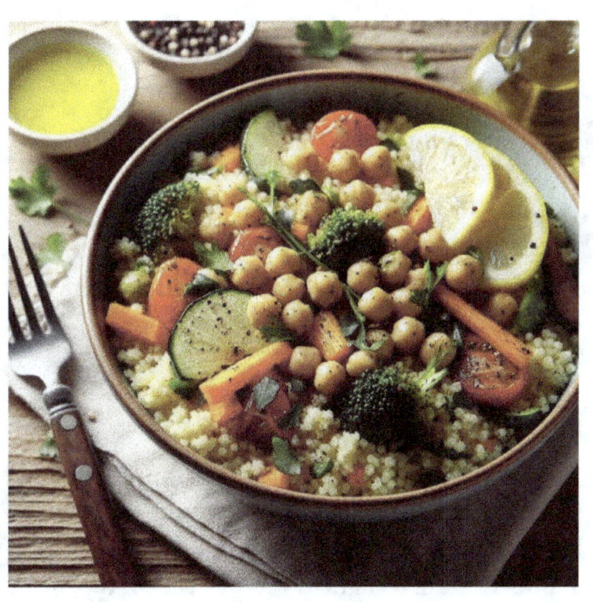

26. Moussaka végétarienne

Ingrédients :

- 2 aubergines
- 2 pommes de terre
- 1 oignon
- 400g de tomates concassées
- 200g de lentilles cuites
- Béchamel végétalienne
- Huile d'olive
- Sel et poivre

Instructions :

- Préchauffez le four à 200°C.
- Coupez les aubergines et les pommes de terre en rondelles et faites-les griller légèrement.
- Faites revenir l'oignon haché, puis ajoutez les tomates concassées et les lentilles.
- Dans un plat à gratin, alternez les couches d'aubergines, de pommes de terre et de mélange lentilles-tomates.

- Nappez de béchamel et enfournez pour 30
  minutes.

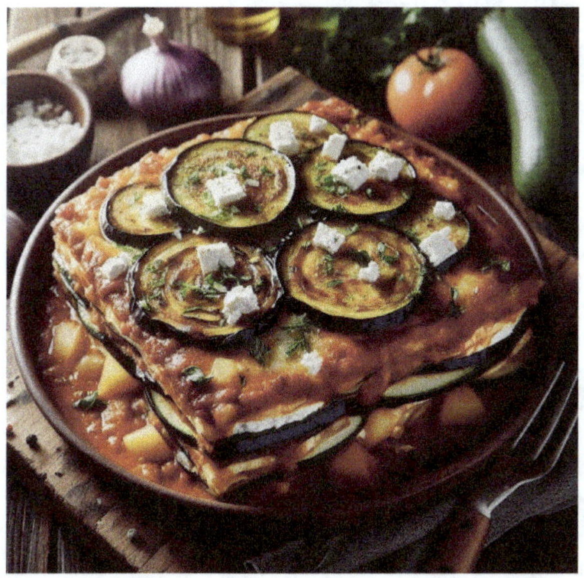

27. Curry de légumes au lait de coco

Ingrédients :

- 1 brocoli
- 2 carottes
- 1 poivron rouge
- 1 oignon
- 2 gousses d'ail
- 400ml de lait de coco
- 2 cuillères à soupe de pâte de curry
- Huile d'olive
- Sel et poivre

Instructions :

- Coupez les légumes en morceaux et faites-les revenir dans une poêle avec un peu d'huile d'olive.
- Ajoutez la pâte de curry et mélangez bien.
- Versez le lait de coco et laissez mijoter jusqu'à ce que les légumes soient tendres.
- Assaisonnez avec du sel et du poivre avant de servir.

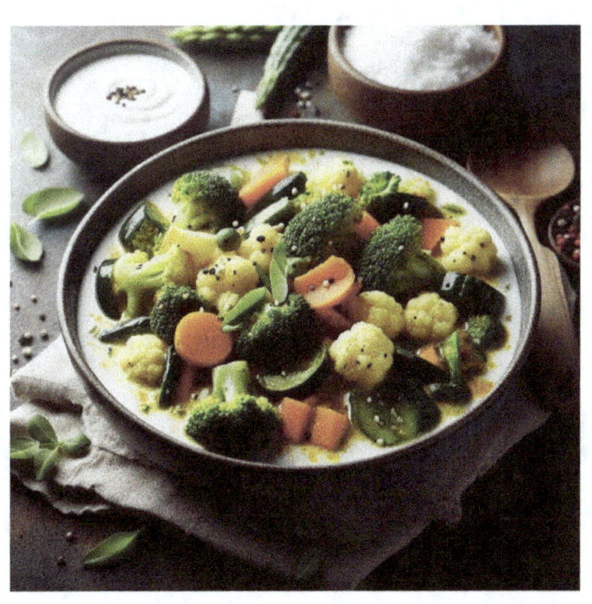

28. Burger végétarien aux pois chiches

Ingrédients :

- 400g de pois chiches cuits
- 1 oignon
- 2 gousses d'ail
- 1 cuillère à café de cumin
- 1 cuillère à café de paprika
- 100g de chapelure
- Huile d'olive
- Sel et poivre
- Pain à burger
- Garnitures au choix (salade, tomate, sauce, etc.)

Instructions :

- Mixez les pois chiches avec l'oignon, l'ail, les épices, la chapelure, le sel et le poivre jusqu'à obtenir une pâte homogène.
- Formez des galettes et faites-les cuire dans une poêle avec un peu d'huile d'olive.

- Assemblez les burgers en plaçant les galettes sur les pains à burger et ajoutez les garnitures de votre choix.

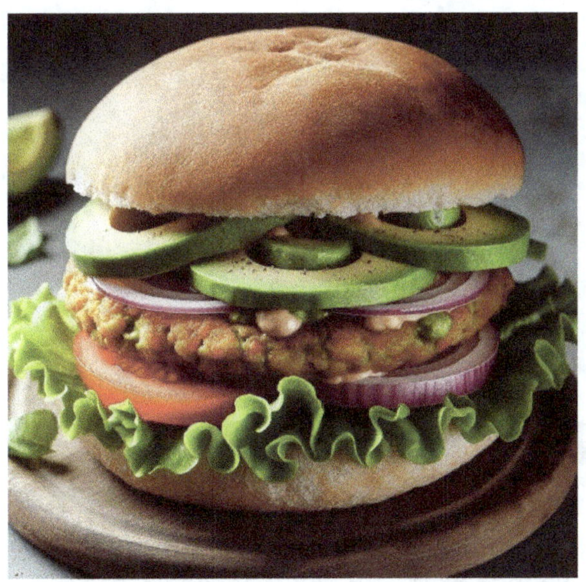

29. Burger végétarien au steak de chou-fleur

Ingrédients :

- 1 tête de chou-fleur
- 100g de chapelure
- 2 œufs
- 50g de fromage râpé
- 1 cuillère à café de paprika
- Sel et poivre
- Pain à burger
- Garnitures au choix (laitue, tomate, sauce, etc.)

Instructions :

- Râpez le chou-fleur et mélangez-le avec la chapelure, les œufs, le fromage, le paprika, le sel et le poivre.
- Formez des steaks et faites-les cuire dans une poêle avec un peu d'huile jusqu'à ce qu'ils soient dorés.

- Assemblez les burgers en plaçant les steaks de chou-fleur sur les pains à burger et ajoutez les garnitures de votre choix.

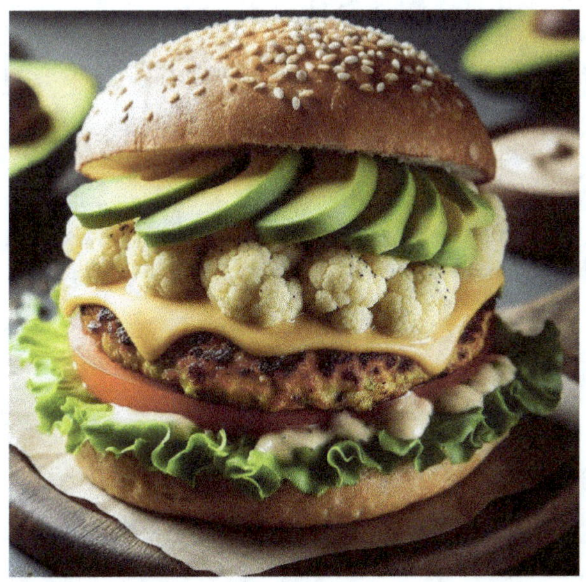

30. Burger végétarien aux galettes de légumes secs

Ingrédients :

- 200g de lentilles cuites
- 200g de pois cassés cuits
- 1 carotte râpée
- 1 oignon haché
- 2 gousses d'ail écrasées
- 1 cuillère à café de thym
- 100g de chapelure
- Huile d'olive
- Sel et poivre
- Pain à burger
- Garnitures au choix

Instructions :

- Mixez les lentilles et les pois cassés avec la carotte, l'oignon, l'ail et le thym.
- Ajoutez la chapelure pour obtenir une consistance qui se tient.
- Formez des galettes et faites-les cuire dans une poêle avec un peu d'huile d'olive.

- •   Servez les galettes dans des pains à burger
  avec les garnitures de votre choix.

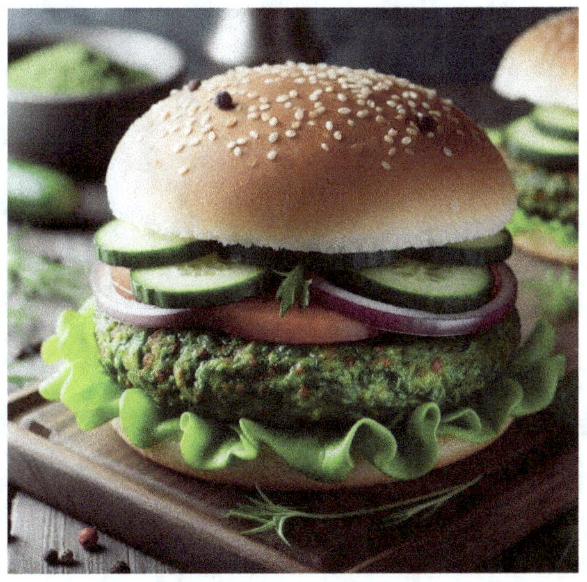

***

LES
DESSERTS

***

1. Crumble aux pommes et cannelle

Ingrédients :

- 4 pommes
- 100g de sucre
- 1 cuillère à café de cannelle
- 150g de farine
- 100g de beurre
- 50g de sucre roux

Instructions :

- Préchauffez le four à 190°C.
- Épluchez et coupez les pommes en morceaux, puis disposez-les dans un plat à four.
- Saupoudrez les pommes avec le sucre et la cannelle.
- Dans un bol, mélangez la farine, le beurre et le sucre roux jusqu'à obtenir une consistance sableuse.
- Répartissez le crumble sur les pommes.

- Faites cuire au four pendant 30 minutes jusqu'à ce que le dessus soit croustillant et doré.

2. Mousse au chocolat végétalienne

Ingrédients :

- 200g de chocolat noir
- 1 avocat mûr
- 1 banane mûre
- 2 cuillères à soupe de sirop d'érable
- 1 cuillère à café d'extrait de vanille

Instructions :

- Faites fondre le chocolat au bain-marie ou au micro-ondes.
- Dans un mixeur, combinez l'avocat, la banane, le sirop d'érable et l'extrait de vanille jusqu'à obtenir une consistance lisse.
- Incorporez le chocolat fondu et mixez à nouveau.
- Répartissez la mousse dans des coupes et laissez refroidir au réfrigérateur pendant au moins 1 heure.

3. Mousse au chocolat légère

Ingrédients :

- 200g de chocolat noir
- 400g de tofu soyeux
- 2 cuillères à soupe de sirop d'érable
- 1 cuillère à café d'extrait de vanille

Instructions :

- Faites fondre le chocolat au bain-marie.
- Mixez le tofu soyeux jusqu'à obtenir une texture lisse.
- Incorporez le chocolat fondu, le sirop d'érable et l'extrait de vanille au tofu.
- Répartissez la mousse dans des coupes et laissez refroidir au réfrigérateur pendant au moins 2 heures.

4. Gâteau végétalien au yaourt au soja et aux pommes

Ingrédients :

- 1 pot de yaourt au soja nature
- 2 pots de farine
- 1/2 pot de sucre
- 1/2 pot d'huile végétale
- 1 sachet de levure chimique
- 2 pommes coupées en dés

Instructions :

- Préchauffez le four à 180°C.
- Dans un saladier, mélangez le yaourt, la farine, le sucre, l'huile et la levure.
- Ajoutez les dés de pomme et mélangez délicatement.
- Versez la préparation dans un moule et faites cuire pendant 35 minutes.

5. Cheesecake végétalien aux spéculoos et à la sauce caramel

Ingrédients :

- 200g de spéculoos
- 100g de margarine fondue
- 400g de tofu soyeux
- 100g de sucre
- 1 cuillère à soupe de jus de citron
- Sauce caramel végétalienne

Instructions :

- Mixez les spéculoos et mélangez-les avec la margarine fondue pour former la base du cheesecake.
- Mixez le tofu soyeux avec le sucre et le jus de citron jusqu'à obtenir une crème lisse.
- Étalez la crème sur la base de spéculoos et laissez reposer au réfrigérateur pendant au moins 4 heures.
- Servez avec de la sauce caramel sur le dessus.

6. Clafoutis végan aux fruits rouges

Ingrédients :

- 500g de fruits rouges (fraises, framboises, myrtilles)
- 200ml de lait végétal (amande, soja, etc.)
- 100g de farine
- 60g de sucre
- 1 cuillère à soupe de fécule de maïs
- 1 cuillère à café d'extrait de vanille
- Huile pour le moule

Instructions :

- Préchauffez le four à 180°C.
- Huilez légèrement un moule à tarte et disposez les fruits rouges.
- Dans un saladier, mélangez la farine, le sucre, la fécule de maïs et l'extrait de vanille.
- Incorporez progressivement le lait végétal jusqu'à obtenir une pâte lisse.
- Versez la pâte sur les fruits et enfournez pour 35 minutes.

7. Tarte aux fraises à la crème pâtissière végétalienne

Ingrédients :

* 1 pâte sablée végétalienne
* 500g de fraises

* Pour la crème pâtissière :
* 500ml de lait végétal
* 100g de sucre
* 40g de fécule de maïs
* 1 gousse de vanille

Instructions :

* Préparez la crème pâtissière en chauffant le lait avec la gousse de vanille fendue.
* Mélangez le sucre et la fécule de maïs dans un saladier.
* Incorporez le lait chaud progressivement en remuant.
* Remettez le tout sur le feu et laissez épaissir en remuant.

- Étalez la pâte sablée dans un moule, piquez le fond et faites cuire à blanc.
- Laissez refroidir la pâte et la crème pâtissière.
- Garnissez la tarte de crème pâtissière et disposez les fraises coupées en deux.

8. Brownie végan au chocolat et noix

Ingrédients :

- 200g de chocolat noir végan
- 100g de farine
- 150g de sucre
- 100g de compote de pommes (remplace les œufs)
- 50g de noix concassées
- 100ml d'huile végétale
- 1 pincée de sel

Instructions :

- Préchauffez le four à 180°C.
- Faites fondre le chocolat avec l'huile végétale.
- Dans un saladier, mélangez la farine, le sucre et le sel.
- Incorporez la compote de pommes et le mélange chocolat-huile.
- Ajoutez les noix concassées et versez la préparation dans un moule carré.
- Enfournez pour 25 minutes.

9. Tartelettes mousse au chocolat et caramel

Ingrédients :

- Pâte à tartelette végétalienne
- 200g de chocolat noir
- 100ml de crème de soja
- Caramel végétalien

Instructions :

- Préparez les tartelettes avec la pâte végétalienne et faites-les cuire à blanc.
- Faites fondre le chocolat et mélangez-le avec la crème de soja jusqu'à obtenir une mousse onctueuse.
- Remplissez les tartelettes de mousse au chocolat et nappez de caramel.

10. Compote rhubarbe, fraises et balsamique blanc

Ingrédients :

- 3 tiges de rhubarbe
- 250g de fraises
- 2 cuillères à soupe de sucre
- 1 cuillère à soupe de vinaigre balsamique blanc

Instructions :

- Coupez la rhubarbe en petits morceaux et faites-la compoter avec le sucre et un peu d'eau.
- Ajoutez les fraises coupées en morceaux et le vinaigre balsamique blanc.
- Laissez mijoter jusqu'à obtenir une compote homogène.

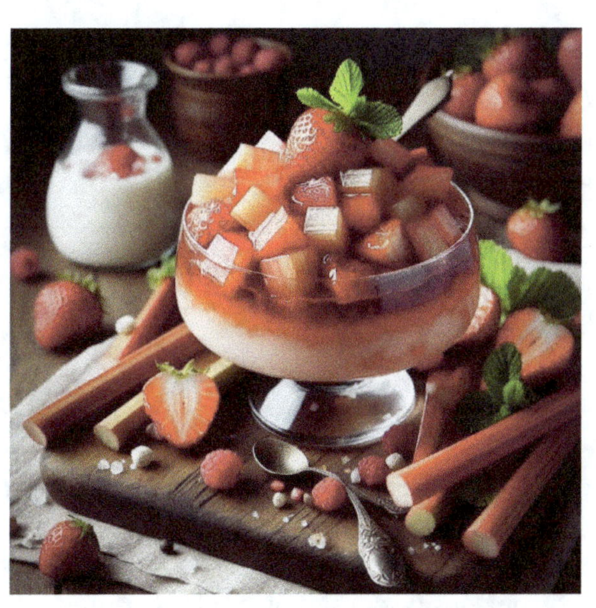

BONUS 1

Biscuits au chocolat végétaliens

Ingrédients :

- 200g de farine
- 100g de sucre
- 50g de cacao en poudre
- 100ml d'huile végétale
- 1 cuillère à café de levure chimique
- 1 pincée de sel

Instructions :

- Mélangez la farine, le sucre, le cacao, la levure et le sel.
- Incorporez l'huile et un peu d'eau pour former une pâte.
- Formez des biscuits et placez-les sur une plaque recouverte de papier cuisson.
- Faites cuire au four à 180°C pendant 12 minutes.

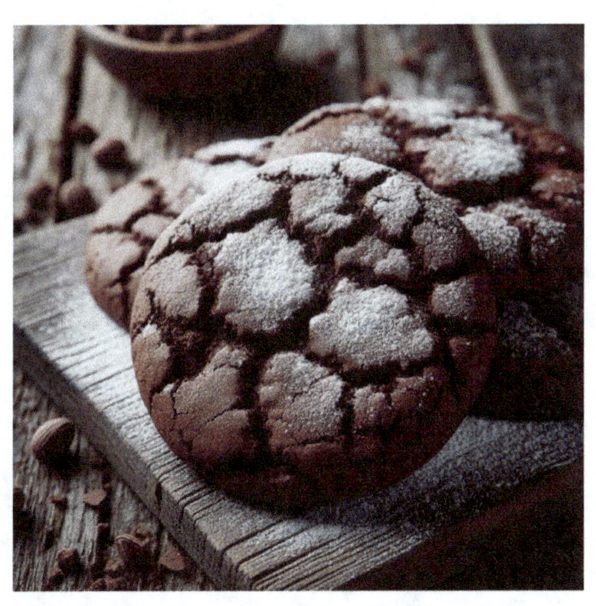

BONUS 2

Tiramisu végétalien à la noix de coco

Ingrédients :

- 200g de biscuits à la cuillère végétaliens
- 400g de tofu soyeux
- 200ml de crème de coco
- 100g de sucre glace
- 1 tasse de café fort refroidi
- Cacao en poudre pour saupoudrer

Instructions :

- Mélangez le tofu soyeux avec la crème de coco et le sucre glace jusqu'à obtenir une crème lisse et homogène.
- Trempez rapidement les biscuits dans le café et disposez une couche au fond d'un plat.
- Étalez une couche de crème au tofu sur les biscuits.

- Répétez l'opération en alternant les couches de biscuits et de crème.
- Terminez par une couche de crème et saupoudrez généreusement de cacao en poudre.
- Laissez reposer au réfrigérateur pendant au moins 4 heures avant de servir.

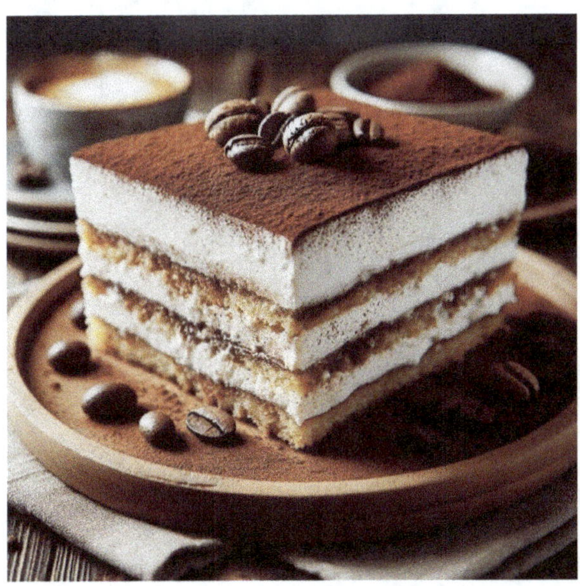

Ce tiramisu végétalien est une alternative
délicieuse au tiramisu traditionnel, parfait
pour conclure un repas avec une touche de
douceur et de gourmandise. Bonne
dégustation !